AF343798

LE VISAGE ET LE TEINT

Dr Léon BIZARD

Chef de Laboratoire à l'Hôpital Saint-Louis

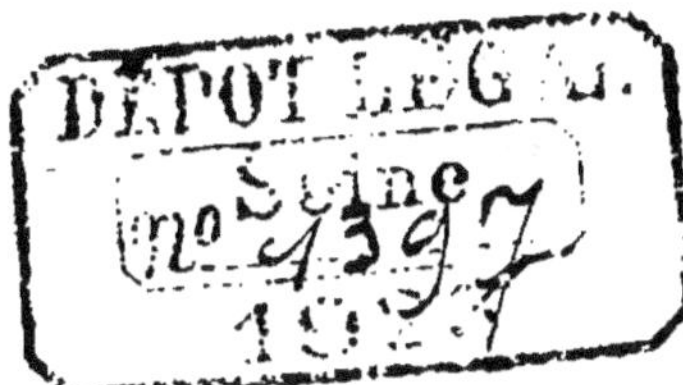

L'HYGIÈNE DU VISAGE

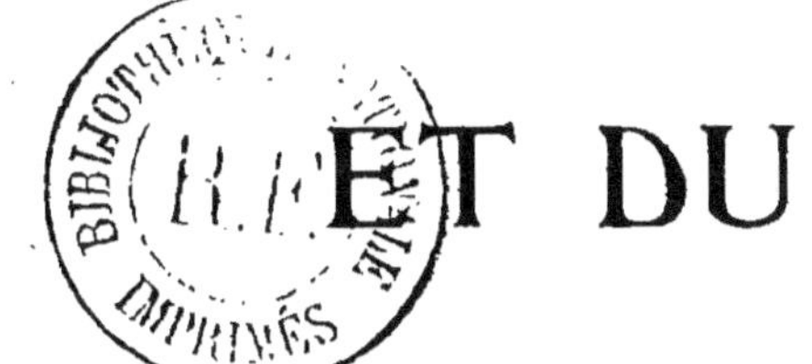

ET DU TEINT

IMPRIMERIE TANCRÈDE

15, rue de Verneuil, Paris

—

1923

DU MÊME AUTEUR

POUR PARAITRE PROCHAINEMENT :

Hygiène et Soins de la Chevelure.
Hygiène et Soins corporels.
Les Soins des mains.
Les Soins des pieds.
Traitement médical et chirurgical des rides
L'Hyperhidrose.
La Couperose.
Traitement de l'acné.
Traitement de la furonculose.
Les Engelures.
Taches de rousseur — Envies — Engelures
Les Nez rouges.
Les Gros ventres.
Maigreur et Obésité.
Les Peaux rugueuses.
Les Varices et leurs traitements.
Les Régimes dans les Maladies de la peau

CONFÉRENCE

SUR L'

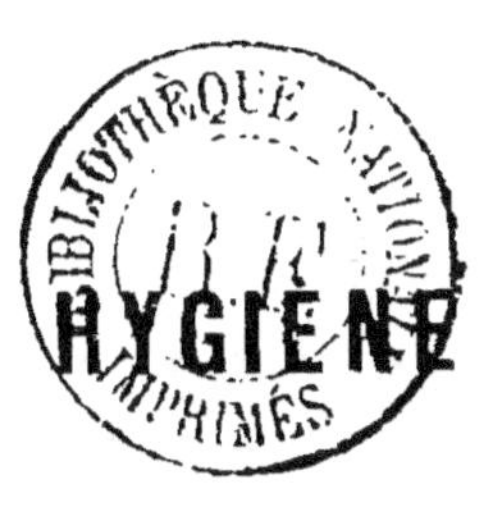 HYGIÈNE DU VISAGE & DU TEINT

Bien peu de médecins — parmi ceux tout au moins que leurs études et leurs titres permettent justement de s'intituler « spécialistes » — ont daigné, jusqu'ici, arrêter leurs regards compatissants sur cette misère qui dure, hélas! autant que la vie, qui va même d'ordinaire sans cesse en s'aggravant et qui s'appelle : la laideur!

L'homme, en vérité, n'a nul besoin d'être beau : pourvu qu'il soit bien pris, robuste, sain de corps et d'esprit, les imperfections physiques, lorsqu'elles ne sont pas, bien entendu, poussées à l'extrême, doivent compter médiocrement pour lui.

Mais il en va tout autrement de la femme. S'il en est certaines qui admettent difficilement leur infériorité... électotorale, si un trop grand nombre d'entre elles abusent de leurs forces pour obtenir des diplômes, des titres et des emplois jusqu'ici réservés au sexe fort, la plupart des femmes, même parmi celles qui ne l'avouent pas, savent bien, dans l'intimité d'elles-mêmes, que leur vrai rôle dans la vie doit consister à plaire !

Inclinons-nous avec déférence devant ces avocates, ces doctoresses, ces « ingénieuses ». Vous voilà, Mesdames, les égales de l'homme par vos grades universitaires, mais, confessez-le, combien ces parchemins semblent de peu de valeur devant le titre tant recherché de « jolie femme », qu'aucune Faculté n'est malheureusement capable de décerner :

« Notre époque à brevets d'inventions n'a pas jugé que la
« beauté des femmes valût la peine d'être encouragée et pro-
« tégée à l'instar de la culture du mûrier et de la garance.
« Nous avons une quantité de prix pour récompenser la
« vertu et la multiplier par l'émulation ; il n'existe pas une
« Académie qui osât mettre la beauté au concours, comme
« dans l'ancienne Grèce où l'on divinisait la femme, en cher-
« chant des modèles humains pour la Vénus de Praxitèle.

« La beauté des femmes n'est-elle pas plus utile que la
« beauté des chevaux ? »

Voilà ce qu'écrivait le bibliophile Jacob, il y a plus de soixante ans ; bien des années ont passé cependant, avant que les médecins dénommés « dermatologistes », c'est-à-dire les spécialistes des affections de la peau, aient cru pouvoir ne pas négliger sans déchoir, le chapitre de la cosmétique ; « qui est l'art de conserver et d'embellir le visage pour en « rendre l'esthétique agréable ».

Aujourd'hui, par bonheur, il n'en est plus de même et après avoir eu trop longtemps le tort de confier nos belles contemporaines à de dangereux empiriques, beaucoup de médecins et non des moindres, ont enfin daigné admettre qu'ils n'avaient aucunement à rougir d'employer leur savoir à vaincre la laideur.

C'est ainsi que le massage plastique du regretté maître Jacquet est maintenant une méthode scientifiquement réglée, qui donne d'excellents résultats (acné, cicatrices vicieuses, flaccidité cutanée, dépôts graisseux).

L'électrothérapie (électrolyse, haute fréquence, Rayons X, Rayons ultraviolets) ne s'emploie plus à la légère, mais a des indications et une technique bien établies, ce qui permet d'obtenir de remarquables succès.

La chirurgie elle-même tend à venir au secours de la médecine ; on opère les rides, les bajoues, les cicatrices, d'après les procédés si méticuleusement décrits par le Dr Passot ; on modifie par le bistouri les imperfections, les déformations du visage et du nez, les destructions trop appa-rentes, en mettant à profit les admirables travaux du regretté professeur Morestin, ce chirurgien de génie, trop vite dis-paru, qui a su sculpter dans la chair vivante, des traits pré-sentables à nos glorieux mutilés du visage ! (1)

Bientôt, il n'y aura plus de laides en notre pays de France où la laideur est l'exception, où toute femme sait avoir ce charme et cette grâce qui valent mieux parfois que la beauté, où la coquetterie, ce défaut nécessaire, incite à chercher sans cesse à être « mieux encore », et à reculer, le plus loin possible, les atteintes de cette véritable calamité qu'on nomme la vieillesse !

Mais, dans toutes ces questions, il convient que le médecin serve de guide, de conseiller, à ses belles clientes trop sou-vent imprudentes ; aux unes, il montrera les dangers de cer-taines interventions, telles que les néfastes injections de paraffine ; il modérera, chez d'autres, le goût trop prononcé

____

(1) Le Dr Morestin se préoccupait toujours du résultat esthétique de ses opérations; il s'efforçait de pratiquer les incisions dans des régions peu visibles ; c'est ainsi que je l'ai vu enlever un kyste du sein en pénétrant par l'aisselle et c'est au fond d'un véritable puits, qu'il allait « cueillir » la tumeur ; c'est dans l'aisselle aussi qu'il conseillait de prati-quer la vaccination.

pour les médicaments, les drogues dites dépuratives ou fondantes, presque toutes à base d'iode ou de corps thyroïde, remèdes qui ont leurs indications, mais qui ne sont pas sans présenter quelques dangers et qui ne conviennent pas à tous les tempéraments.

C'est au médecin à apprendre encore que chaque peau ayant sa susceptibilité propre, il ne faut pas impunément user d'applications locales, de produits trop irritants à base de soufre ou de mercure, par exemple ; c'est pourquoi, une préparation possédant une certaine activité ne peut convenir à tous les épidermes et c'est déjà vous donner un utile conseil que de vous avertir, Mesdames, qu'il est nécessaire de vous montrer prudentes dans vos pratiques de beauté ; ne mettez pas « n'importe quoi » sans savoir, ni sur votre visage, ni sur vos cheveux, il pourrait réellement vous en cuire... et parfois pendant plusieurs semaines.

D'ailleurs, voulant surtout cette fois donner des conseils d'hygiène plutôt que des préceptes compliqués d'esthétique, je veux avouer que je ne m'adresse pas, ici, aux grandes coquettes sans cesse à la recherche de nouveaux artifices et que je n'ai pas l'intention de m'arrêter à l'étude de ces raffinements qui n'intéressent que les « poupées » trop élégantes et trop oisives ; c'est pour toutes les femmes, de toutes les conditions, que je parle et c'est pourquoi je tiens à m'arrêter d'abord à certains détails qui ont, je crois, pour toutes, leur importance.

Le visage, s'il est le miroir où se reflètent nos sentiments, nos pensées, nos sensations, nos passions, est aussi le livre

ouvert de notre beauté physique et morale. Il n'est pas toujours vrai que l'on ne doive pas se fier à la mine!

L'hygiène du visage et du teint devrait donc comporter un
ressort. Il est certain que les femmes trop émotives, ressen-
ressort. Il est certain que les femmes trop émotives ressen-
tant trop vivement les impressions, éclatant de rire à tout
propos ou pleurant presque sans raison, par la gymnastique
excessive qu'elles imposent aux muscles délicats du visage,
voient trop souvent se faner bien vite les roses de leurs
joues tandis que des rides précoces traceront, avant l'âge,
leurs sillons inesthétiques!

De même, je dois signaler qu'il est des nerveuses qui
prennent, presque sans s'en douter, la déplorable habitude
des tics, contorsions ridicules qui déforment les traits et
qu'il faut combattre, avant qu'il ne soit trop tard, par des
moyens appropriés, qui sont du ressort des neurologistes.

Les veilles, les fatigues, les excès, les abus de toute sorte,
qu'il s'agisse de plaisirs ou de travail, la vie trépidante,
encombrée, compliquée, de trop de Parisiennes, voilà autant
d'ennemis de la beauté, fleur délicate qui, pour se conserver
et s'épanouir, veut l'existence calme, seule capable de conserver un esprit sain dans un corps plein d'harmonie.

Tout se tient dans l'organisme et lorsqu'une jeune femme
vient nous consulter pour des rougeurs, pour des taches,
pour des boutons à la figure, en un mot pour un vilain teint,
j'estimerais ne pas faire tout mon devoir de médecin, si je
me contentais de formuler une simple pommade et quelques
soins locaux, sans chercher, parfois très loin du visage, par

l'investigation des divers organes, la cause de ces troubles cutanés.

Cette enquête, le plus souvent, amène à cette conclusion que la plupart des maladies du teint relèvent d'un mauvais fonctionnement de l'appareil digestif, qui se traduit par ces symptômes principaux : digestions difficiles, bouffées de chaleur, aigreurs, lourdeur après les repas, ballonnement, constipation et parfois crises d'entérite.

J'ai vu même un cas d'acné ne guérir qu'après l'ablation de l'appendice chroniquement enflammé.

Si nous cherchons la cause de ces troubles, nous la trouverons aisément en constatant que l'hygiène alimentaire et digestive, on peut même dire l'hygiène tout court, est déplorable chez la plupart des femmes qui n'ont qu'à faire leur *mea culpa* pour les ennuis dont elles ont à se plaindre.

Je crois donc indispensable de donner, sous la forme brève et précise d'une ordonnance médicale, quelques conseils d'hygiène digestive, en rappelant ici avec insistance que l'on ne saurait avoir un joli teint lorsqu'on digère mal.

Prendre le matin au réveil quelques gorgées d'eau alcaline (Vichy, Vals), tiédie au bain-marie.

Faire trois repas par jour, à heures fixes, et ne rien prendre entre les repas.

Ces repas, aux menus simplement composés, varieront comme importance et quantité suivant les tendances et la constitution du sujet (maigreur, obésité, arthritisme, etc...).

Le five-o'clock, si vous en avez l'habitude, devra se composer d'une simple tasse d'infusion ou de thé léger, avec un petit gâteau sec ou une mince tranche de pain grillé sans beurre.

Éviter aux repas les épices, hors-d'œuvre, conserves, charcuterie, foie gras, bouillon, graisses cuites, fritures, sauces, ragoûts, poissons gras, triperie, gibier, acidités, fromages faits, sucreries.

Si vous avez tendance à grossir, souvenez-vous qu'il est certainement plus facile d'éviter de se laisser envahir par la graisse, plutôt que d'avoir plus tardivement à se faire maigrir. Il conviendra alors d'éviter dans l'alimentation : le sel, les farineux et surtout le pain, qui est en général de digestion difficile et qui, plus souvent qu'on ne croit, donne lieu à des éruptions, ne disparaissant que lorsqu'on supprime cet aliment, dont on abuse en notre pays.

Manger lentement et mastiquer longuement, boire peu aux repas (et tiède de préférence), mais boire suffisamment entre les repas. Supprimer presque toute boisson, suivant la mauvaise habitude de trop de femmes, est nuisible et même dangereux.

Prendre immédiatement après les repas une tasse d'infusion chaude de camomille, de verveine, de citronnelle, de badiane. L'abus du café et du thé sont nuisibles au teint.

Après le repas de midi, si la digestion est difficile, rester allongée un quart d'heure, l'abdomen n'étant comprimé par aucun lien, une boule d'eau chaude sur le creux de l'estomac.

Chaque jour, marcher au grand air et se livrer régulièrement à des exercices de sport (1) (marche rapide, tennis,

---

(1) M. Marcel Prévost, vient de donner, dans la *Revue de France*, cette excellente et très complète définition du mot *Sport* :

« Exercice méthodique et hygiénique du corps humain, en vue d'accroître sa force, son adresse et sa beauté et de développer l'énergie de la volonté tout en délassant l'esprit. »

golf, canotage), ou, tout simplement, pour celles qui ont moins de temps à disposer, pratiquer régulièrement le matin des exercices exactement dosés de gymnastique dite suédoise, dans une pièce bien aérée, fenêtres ouvertes et non pas dans une atmosphère confinée et surchauffée.

Chaque matin, après la toilette, le tub, le bain ou la douche, pratiquer une friction générale au gant de crin ou de coton humecté d'eau de Cologne, à laquelle on ajoutera pour agir sur la circulation cutanée un dixième d'Extrait fluide d'hamamélis (Witsch-Hazel).

Ces quelques conseils s'adressent surtout aux « atoniques » à digestion pénible, qu'on rencontre avec tant de fréquence; mais je n'entends pas les généraliser et j'y insiste, car c'est le tort de beaucoup de femmes de se condamner trop facilement, par coquetterie mal comprise, à des régimes alimentaires exagérément restreints alors que pour certaines, maigres, anémiques, toussotantes, c'est plutôt la suralimentation qui leur conviendrait. Cette question des régimes est d'ailleurs d'importance et je compte bien y revenir plus tard.

Chaque matin, enfin et ceci ne souffre d'exception pour personne, ne jamais oublier que nous ne sommes pas, hélas! de purs esprits et qu'on a très régulièrement un devoir indispensable à remplir.

N'arguez point « que vous n'avez pas le temps », aucune autre occupation ne devant vous paraître plus urgente, car bientôt vous perdriez une habitude tout à fait nécessaire à la santé et vous auriez à vous plaindre de malaises nombreux dont il serait difficile de vous débarrasser ; on ne naît pas échauffé, on le devient.

Souvenez-vous de Molière, de certain instrument dont il arme si volontiers les apothicaires et qu'il ne faut pas dédaigner, puisqu'il peut être de grande utilité. S'il le faut, recourez même aux laxatifs, dont le nombre est considérable, tout simplement parce qu'aucun n'est parfait et ne convient à tous les tempéraments ; on connaît, sans citer les innombrables spécialités, la cascara, le séné, la bourdaine, l'aloès, le podophile, la scammonée, le calomel, toutes les eaux naturelles ou artificielles, les limonades, les sels purgatifs, la nauséeuse huile de ricin, l'huile de paraffine, remède très doux, qui agit en lubréfiant l'intestin ; mais, pour la beauté du teint, surtout chez les acnéiques, ou chez la femme à visage trop coloré, aucun laxatif ne m'a paru valoir la rhubarbe prescrite en cachets de o gr. 50, à prendre le soir au coucher. Il est bon, d'ailleurs, pour éviter l'accoutumance, de varier l'emploi de ces différents remèdes.

A la rhubarbe, on peut utilement ajouter une dose égale de poudre de charbon de hêtre, qui est un bon désinfectant de l'intestin ; contre les aigreurs, les lenteurs de la digestion, contre le teint « embrumé », on se sert encore avec succès d'une poudre composée qui agit sur la secrétion de la bile et qui se prescrit en cachets dont voici la composition :

Bicarbonate de soude .... o gr. 30
Phosphate de soude .... o gr. 20
Sulfate de soude .... o gr. 15

pour un cachet. En faire 20 semblables.

Le Dr Sabouraud recommande de prendre un de ces cachets après chaque repas, avec une gorgée d'eau.

Dans certains cas, il convient parfois de prescrire des massages abdominaux manuels ou électriques pratiqués avec une grande prudence, ou même de recommander une cure d'eau minérale (Vichy, Châtel-Guyon, Plombières).

Après ces conseils d'ordre général, je m'adresse directement et au hasard, à l'une de mes jeunes auditrices pour lui poser cette question :

Le médecin ayant le privilège d'être indiscret, voulez-vous bien me permettre, Mademoiselle, de visiter votre cabinet de toilette et de vous interroger sur les soins que vous prenez pour entretenir la fraîcheur et même la propreté de votre visage ?

Le cabinet de toilette de la plupart de nos jeunes filles ne semble pas, en vérité, adapté à cette fonction... qui est d'y faire sa toilette.

Ah ! certes, il est, nous le savons, des cabinets de toilette très beaux, très vastes, très confortables, très luxueux, munis de tous les appareils et de tous les perfectionnements modernes ; ils sont chauffés, l'eau froide et l'eau chaude y coulent à volonté ; on a véritablement plaisir à s'y attarder; mais c'est encore là l'exception et pour quelques centaines de privilégiées, il y a des milliers de personnes de condition moyenne qui n'ont qu'un modeste cabinet de toilette, ou même qui n'en ont pas du tout et qui sont bien celles, je vous l'avoue, auxquelles je m'intéresse davantage.

Dans beaucoup d'appartements, il n'existe qu'un seul cabinet de toilette où toute la famille défile le matin. Il est d'ordinaire peu spacieux, mal éclairé et par surcroît, sur des étagères encombrées, on accumule des cartons, de vieux objets hétéroclites, des tas d'inutilités qu'on se croit obligé de conserver, bien que ne devant jamais plus servir à aucun usage ; sur la table de toilette, s'alignent : la cuvette, le pot-à-eau immenses et la série des flacons, tous vides pour la plupart ; puis viennent les savons, les éponges, les brosses à dents déjà usagées, car renouveler les brosses à dents est une dépense somptuaire que même les riches hésitent long-temps à décider ; sur le porte-serviettes s'étalent cinq ou six larges serviettes de toilette, toujours humides pour mieux retenir, sans doute, toutes les poussières du ménage et méti-culeusement rangées sur les barreaux par les mains dou-teuses de la femme de chambre... pour celles qui en ont encore.

C'est dans ce décor, Mademoiselle, que, chaque matin, vous procédez à vos ablutions, vous avouez même que..., c'est vite fait ; de temps en temps un savonnage avec la « savon-nette », puis un débarbouillage avec l'éponge ou la serviette humectée d'eau tiède, un nuage de poudre, en cachette, et c'est tout.

Mais le soir ?

« Oh ! le soir, dites-vous, quand on ne sort pas, j'ai som-meil et je me couche. »

Eh ! bien, Mademoiselle, il n'est pas douteux que vous avez besoin de mes conseils et veuillez maintenant m'écouter.

D'abord, débarrassez très vite ce cabinet de toilette de tout ce qui est inutile, de tous ces objets qui sont des nids à poussière ; pas de rubans, ni de dentelles, ni de cartons, ni de flacons vides, donnez de la place et de l'air.

Jetez cette éponge, qu'elle soit naturelle ou de mousse de

caoutchouc ; tous ces trous, vous le comprenez, donnent asile à des myriades de microbes. Après vous être servie matin et soir de votre brosse à dents, savonnez-la elle-même, séchez-la avec soin et placez-la verticalement sur un porte-brosse, que vous vous procurerez aisément.

Votre grande serviette de toilette ne répond pas à l'usage que vous voulez en faire ; elle est offensante pour votre épiderme. Elle n'est pas d'un tissu assez fin et d'autre part, il est à craindre que vous ne la renouveliez pas assez fréquemment.

Ayez, pour votre toilette, de l'ouate divisée en petits tampons conservés dans un bocal fermé, à l'abri des poussières, ayez aussi une toute petite serviette de toile fine et usée, un grand mouchoir tout simplement, que, tous les deux jours, vous donnerez à blanchir ou mieux encore que vous savonnerez vous-même. Cette grande serviette, utile pour les mains, ne convient pas pour le visage.

Débarrassez-vous de ce pot-à-eau encombrant, que vous avez peine à soulever ; croyez-moi, un récipient de porcelaine ou de verre de la contenance d'environ un litre vous suffira et il vous sera bien plus facile alors de l'entretenir en parfait état de propreté. Ayez sur votre étagère, un vaporisateur, un petit tube de bonne vaseline, un pot de crème, de la fleur d'amidon ; enfin, une boîte de poudre de riz blanche, rose, rachel, selon votre teint. Et maintenant que l'essentiel de votre arsenal est préparé, laissez-moi vous apprendre à vous débarbouiller, ce qui vous aidera peut-être à garder pendant de longues années cette fraîcheur et ce teint limpide qui font votre charme.

★★

Le visage, vous le savez, est, avec les mains, la partie du corps la plus exposée à se salir.

Il se salit de lui-même par la transpiration, par le produit de glandes dites « sébacées » qui laissent sourdre un produit gras donnant un brillant parfois excessif et peu recherché au niveau du nez et du menton en particulier.

Mais le visage est exposé à recevoir constamment des poussières qui contiennent de nombreux germes ; d'autre part, l'humidité, le vent et surtout les rayons solaires, irritent constamment l'épiderme.

Avouez donc que les causes sont nombreuses qui risquent de produire des irritations, des rougeurs, des dartres et des gerçures.

Un visage qui n'est pas entretenu en état méticuleux de propreté risque de voir bientôt se ternir le poli tendre et velouté du teint. Or, c'est pendant le jour que les poussières s'accumulent sur l'épiderme, c'est donc, contrairement à votre habitude, le soir surtout qu'il est indispensable de procéder à une toilette générale et en particulier à une toilette soigneuse du visage, de la façon que voici :

Avec de petits tampons d'ouate humectés d'eau bien chaude, ou d'une infusion légère de camomille ou de thé, procédez à la toilette des yeux d'abord, des oreilles, des lèvres, et de toute la figure ensuite ; si la peau est grasse et a tendance à « luire », passez un petit coton très légèrement humecté d'eau-de-vie camphrée ou d'un mélange d'eau de roses et de liqueur d'Hoffmann (mélange *très inflammable* d'éther et d'alcool). Appliquez alors, suivant la qualité de votre teint, une mince couche de crème, de glycérolé d'amidon, de cold-cream frais, saupoudrez avec un peu de talc et d'oxyde de zinc et puis endormez-vous avec la certitude de vous réveiller le lendemain plus fraîche et plus jolie.

Dès le réveil, après vous être savonné les mains et brossé les dents, — ce qu'il faut faire matin et soir — poudrez-vous très largement avec de la bonne poudre d'amidon et si cela vous est possible, restez ainsi « enfarinée » dix minutes environ, que vous pourrez consacrer, pour ne pas perdre de temps, à votre petit déjeuner, qu'on ne doit jamais prendre au lit.

Enlevez alors cette poudre avec une brosse douce ; procédez à votre toilette avec une serviette de toile fine et de l'eau tiède ; ensuite humectez votre serviette d'eau très chaude et appliquez-là fortement sur tout le visage. Immédiatement après, répétez la même manœuvre avec de l'eau très froide et séchez alors avec soin l'épiderme qui, d'ordinaire et en dehors de certains cas particuliers, ne doit être savonné que tous les trois jours au plus (savon au beurre de cacao, savon surgras à la lanoline); avec le bout des doigts des deux mains légèrement garnis d'un corps gras, procédez avec souplesse à un massage de quelques minutes de tout le visage, l'extrémité de la pulpe des doigts de chaque main procédant à une légère friction en sens contraire, de haut en bas d'abord, de dedans en dehors ensuite (1).

Vaporisez le visage avec une solution tonique contenant, par exemple, par parties égales, de l'eau de roses, de l'extrait fluide d'hamamélis et de l'alcool parfumé ; essuyez avec de l'ouate et appliquez finalement, pour terminer votre toilette, un

---

(1) Les lotions alcoolisées, les corps gras, l'eau chaude, et surtout les massages, risquent de développer le duvet du visage, qui ne tarderait pas, chez les brunes surtout, et même chez quelques blondes prédisposées à l'hypertrichrose, à se transformer en poils drus et visibles. C'est là un détail particulièrement utile à connaître ; dans un cas semblable, on se contentera de faire usage d'un peu de poudre, rendue plus adhérente par l'adjonction de quelques gouttes de glycérine. peu de crème et un nuage de poudre.

Les crèmes, les poudres et même certains fards entrent maintenant dans l'arsenal de toilette de la plupart des femmes. Il y a peu d'années encore on eût trouvé de mauvais ton de se poudrer seulement le visage, mais les temps ont marché !

Ce qui était autrefois coquetterie est devenu habitude, habitude à laquelle beaucoup de filles ont très vite converti leurs mères qui ont, pour certaines, dépassé bientôt la mesure, dans l'espoir qu'avec beaucoup de blanc et beaucoup de rouge, elles arriveraient à rendre moins visibles « du temps les irréparables outrages ».

C'est là, il faut le dire sans plus tarder, l'erreur de beaucoup de femmes. L'excès en tout est un défaut et pour exagérer, on risque de tomber dans le ridicule.

Mais en dehors de ces considérations d'un ordre un peu spécial, les artifices de toilette les plus anodins étaient encore récemment condamnés, parce qu'ils avaient la réputation de nuire à l'épiderme, de le jaunir, de le flétrir et d'être même la cause de certaines affections de la peau. En vérité, reconnaissons que ces reproches étaient en partie justifiés.

Il y a vingt ans à peine, les fabricants s'intéressaient peu à une « marchandise » dont le débit était restreint et les progrès de la chimie esthétique s'en ressentaient. Le plomb, l'arsenic, le mercure entraient en trop grande part dans la composition des produits de beauté. Il faut avouer, du reste, que le résultat immédiat était excellent ; les crèmes à la céruse, en particulier, donnent au visage un éclat très recherché ; mais, dans la suite, elles irritent la peau et causent de graves phénomènes d'intoxication générale.

Maintenant, il n'en est plus de même. La question a mérité d'être travaillée et mise au point et à part certains produits trop bon marché, grossièrement fabriqués — qui ne sont d'ail-

BIBLIOTHÈQUE NATIONALE IMPRIMÉS

leurs pas d'origine française, — les crèmes, poudres et fards, spécialités de nos chimistes, pharmaciens et parfumeurs, les premiers du monde assurément, sont pour la plupart excellents et composés de produits de toute première qualité et non toxiques.

Pourtant, il est des peaux d'une sensibilité extrême qui ne supportent aucune crème, ni aucune poudre ; il en est d'autres que certaines compositions irritent. Il faut donc savoir faire son choix ou même, ce qui est heureusement très rare, se décider parfois à abandonner tout artifice.

Crèmes. — Les crèmes sont des préparations à base de corps gras et d'eau ou, mieux, d'hydrolats parfumés. Elles sont rafraîchissantes, adoucissantes pour l'épiderme qu'elles blanchissent, grâce aux poudres qu'on y a incorporées.

D'autre part, elles servent à fixer les poudres de riz et les fards. Elles sont ordinairement à base de glycérine (1), de vaseline, de lanoline, de cold-cream, ces produits, à l'état de pureté, étant d'ailleurs employés avec raison par beaucoup de femmes, qui se défient des préparations complexes à formules inconnues.

---

(1) Pour les préparations destinées aux soins de la peau, il faut toujours employer de la glycérine très pure, sans odeur, neutre, à 30°. Mais M. Cerbelaud fait justement remarquer que même cette glycérine de premier choix, lorsqu'elle est employée pure, est légèrement caustique et irritante pour l'épiderme, qu'elle a tendance à dessécher et à jaunir. Pour remédier à cet inconvénient, il faut l'additionner de 10 % d'eau de roses, de fleur d'oranger, d'eau de laurier-cerise ou d'hamamélis ; cette glycérine hydratée est au contraire adoucissante, au même titre que le glycérolé d'amidon de blé, la gelée ou crème de glycérine.

La mode actuelle a mis en faveur les crèmes mates aux « stéarates » qui donnent moins de luisant à la peau, sèchent vite, fixent énergiquement les poudres et qui, comme tous les produits savonneux, s'enlèvent facilement avec un linge humide.

La formule type d'une crème adoucissante est la suivante :

Lanoline anhydre, vaseline blanche, eau de roses: de chaque (ââ) 10 grammes.

Mais, en vérité, la plupart des préparations appelées « crèmes », dont on se sert, sont des pommades, c'est-à-dire des crèmes épaissies avec des poudres, de la gélatine, du savon, etc.

Par contre, certaines personnes préfèrent les produits plus liquides, qui sont alors des émulsions connues sous le nom de « laits ».

Teinture de benjoin	12 gr.	50
Eau de laurier-cerise	10 gr.	»
Eau de fleurs d'oranger	17 gr.	50
Eau distillée de roses	60 gr.	»
Huile de vaseline neutre	5 gr.	»

ou :

Teinture de benjoin	15 gr.	»
Eau distillée de roses	65 gr.	»
Glycérine neutre	20 gr.	»

Quel que soit le produit dont on se sert, il est bon de ne l'appliquer qu'en très petite quantité ; après l'application, il convient encore d'enlever l'excès gras avec un linge fin ou un simple papier de soie.

La crème a surtout comme utilité de servir d'enduit protecteur contre le froid, le grand air, l'humidité, le soleil. Elle fixe les poudres de riz et permet parfois une action médicamenteuse contre certaines petites défectuosités de la peau.

C'est ainsi qu'on recommande, contre la tendance aux rides, la crème suivante :

Lanoline anhydre .... 10 gr.
Teinture de benjoin .... X gouttes
Essence de roses .... V gouttes
Eau de roses et eau distillée d'hamamélis ....ââ 5 gr.

Les poudres de riz. — La base des poudres de riz inoffensives est constituée généralement par l'amidon de blé, de maïs, de riz, la fécule, la poudre d'amande, la poudre d'iris, le carbonate de magnésie, le talc et enfin l'oxyde léger de zinc. On parfume le mélange de ces poudres et on obtient la teinte « rose » ou « chair » avec du carmin, la teinte « java » ou « rachel » avec de la terre de Sienne naturelle, la poudre « ocre » ou « indienne » avec de la terre de Sienne et le sous-carbonate de fer et, enfin, la poudre « mauve » — la ridicule poudre mauve ! — avec du bleu d'outre-mer mélangé à du carmin.

Pour qu'une poudre de riz soit bien adhérente, il faut qu'elle soit très fine, impalpable et tamisée plusieurs fois au tamis de soie n° 120.

On fabrique des poudres de riz compactes, comprimées ou étalées sur papier parcheminé pour être transportées plus commodément dans les sacs et nécessaires.

Il existe, bien entendu, une quantité de formules de

poudres de riz ; nous ne retiendrons que les deux suivantes, très simples :

1° Poudre d'iris	....	10 gr.
Poudre de riz	....	30 gr.
Glycérine neutre	....	XX gouttes
Essence de violettes	....	V gouttes
2° Kaolin extra blanc	....	10 gr.
Talc de Venise blanc	....	15 gr.
Carbonate de magnésie	....	10 gr.
Amidon de riz	....	25 gr.
Oxyde de zinc léger pulvérisé	....	35 gr.
Poudre d'iris de Florence	....	5 gr.

Il ne faut jamais appliquer la poudre de riz directement sur la peau où elle s'incruste, jaunit sous l'influence des exhalaisons et ride l'épiderme. Il convient donc, avant de le poudrer, de graisser légèrement l'épiderme avec un peu de crème.

On doit toujours appliquer la poudre en petite quantité et en enlever l'excès avec un linge fin ou une brosse douce.

La nuit, on pourra faire usage de fleur d'amidon de riz parfumée, qui est très rafraîchissante et « repose » le teint.

Les fards. — Les fards sont des préparations destinées à colorer le teint, à rehausser son éclat ou à cacher les défauts de l'épiderme.

L'usage des fards, indispensable au théâtre, où un visage non maquillé paraîtrait blême à la lumière trop éclatante de la rampe, est pour le moins inutile à la ville, où on ne doit s'en servir qu'exceptionnellement.

En effet, les fards tiennent le record de la toxicité parmi tous les produits de parfumerie. Ils renferment souvent du mercure, du plomb, du bismuth, de l'arsenic, du bleu de Prusse, qui sont tous des corps très toxiques.

On ne doit faire usage, en cas de nécessité, que de fards de provenance connue, comme en fabriquent les parfumeurs français.

On peut diviser les fards en : fards secs, fards liquides et fards gras.

En réalité, la femme du monde n'aura à se servir, dans les rares exceptions, que de fards liquides pour le visage et le décolleté ; de fard noir pour les cils et les sourcils, de poudre rouge pour les joues en enfin, du bâton de rouge pour les lèvres.

Les poudres rouges ne sont que des poudres de riz très adhérentes et très fortement colorées au carmin.

Les bâtons de rouge pour les lèvres sont un mélange de beurre de cacao et de cire vierge qui doit être coloré au rouge franc et non pas avoir cette teinte rose tango qui est à la mode et qui ne correspond aucunement à la teinte naturellement purpurine des lèvres.

Les fards liquides sont tout simplement des laits rendus plus liquides encore par l'adjonction d'hydrolats comme dans cette formule.

Oxyde de zinc...................... 5 gr.
Citrate de magnésie.................. 10 gr.
Glycérine neutre .... 20 gr.
Eau distillée de rose................. 25 gr.
Eau distillée de menthe............. 25 gr.
Essence de géranium rosat............ III gouttes

(Agiter avant l'usage et étaler au pinceau.)

On peut « rosir » cette préparation avec cinq gouttes de solution d'éosine à 5 %.

On se sert beaucoup en Angleterre de la formule suivante qui constitue un fard invisible, sorte de vernis très adhérent,

ne nécessitant pas, après son application, l'usage de la
poudre :

Gomme adragante très blanche...	1 gr.
Gélose pure très blanche.........	0 gr. 50
Acide borique cristallisé..........	1 gr. 50
Eau distillée	20 gr.
Glycérine pure	30 gr.
Essence de bergamote.............	X gouttes
Extrait de jasmin.................	XV gouttes

On sait l'importance qu'avait chez les Egyptiens le fard
noir ou « Kohol » pour les yeux. Ils nous en ont laissé cette
formule compliquée, que je donne comme simple curiosité :

« Le Kohol est un mélange d'alquifout (1) et de cuivre
dans un citron que l'on met sur le feu. Quant tout est bien
carbonisé, on pile avec du corail, du santal, des perles fines,
de l'ambre, une aile de chauve-souris et un morceau de camé-
léon.

« On brûle de nouveau ce mélange, on le pulvérise et on
le parfume ».

De nos jours, on le comprendra, on a heureusement sim-
plifié cette formule et le kohol actuel — quand on ne se sert
pas d'un modeste bouchon noirci à la flamme — est simplement composé de noir d'ivoire ou noir animal, mêlé avec de
la vaseline ou de la glycérine dont on forme une pâte qu'on
pourra épaissir avec de la cire, de façon à en former des
bâtons ou des comprimés (Cerbelaud).

L'usage et le choix des crèmes et des poudres dépendront,
bien entendu, de l'état de la peau, de sa finesse et de sa
susceptibilité particulière.

---

(1) Sulfure de plomb.

Il est à peine besoin de dire qu'on ne doit jamais employer les produits de beauté sur un visage qui n'est pas apte à les recevoir. En fardant un visage « boutonneux », on masque sans doute la maladie de peau, mais on risque ainsi de l'accentuer.

Il faut, par exemple, qu'un visage séborrhéique ou acnéique, affections si fréquentes dans la jeunesse, soit traité au soufre (quand il est supporté), massé, soigneusement nettoyé à l'eau chaude, à l'alcool, à l'éther et débarrassé ainsi de toutes les impuretés de l'épiderme, avant de chercher à en relever l'éclat et le charme par quelques innocentes pratiques de beauté.

D'ailleurs, très souvent, les simples soins d'hygiène seront alors insuffisants et un vrai traitement médical devient nécessaire pour ne pas laisser se multiplier et s'accentuer les vilains boutons qui déparent trop de jeunes visages et que trop souvent on a, dans les familles, le très grand tort de négliger.

Jeunes filles, dont le teint, hélas ! commence à bourgeonner, c'est bien ici le moment d'insister pour vous montrer combien il faut se défier de tous les conseils qui vous seront donnés par trop de personnes sans compétence.

C'est une vieille dame amie qui, après avoir contemplé d'un air compatissant votre visage, vous dira d'un air entendu : « Ma chère petite, n'y touchez pas, il faut que les humeurs sortent, ce sont là de petits accidents de jeunesse, laissez fleurir, c'est le printemps ».

Une autre personne, qui passe pour belle encore malgré les ans, vous confiera, en grand secret, un vieux papier où est tracée, d'une encre blanche et vieillie, la formule d'un « dépuratif » qui, au cours de plusieurs générations, n'a jamais trahi ses adeptes. Vous absorberez avec dévotion

les cuillerées du médicament et vous constaterez pourtant
que vous n'avez jamais eu autant de boutons !

Une amie plus scientifique, qui a beaucoup connu la femme
d'un pharmacien, vous prônera l'iode, le soufre, le goudron,
que sais-je encore !.... et tous ces produits ne feront qu'aug-
menter l'irritation.

Vous emploierez tout, parce que ces boutons vous désolent.
Vous aurez même recours à tous les régimes les plus exces-
sifs et les plus inutiles, vous vous fierez à toutes les
réclames, jusqu'au jour où, tout de même, l'idée vous vien-
dra de consulter un médecin habitué à traiter de telles maladies qui, après l'étude de votre cas particulier, vous donnera,
enfin, avec tous les détails nécessaires, les conseils conve-
nables pour vous guérir au plus vite et vous prouvera combien il est facile parfois, par de tout petits moyens, de modifier et d'améliorer l'aspect d'un visage.

Je pensais avoir terminé cette causerie ; mais, voici qu'une
« maman » m'interpelle :

« Suis-je certaine d'avoir bien compris ? Est-il possible
« que vous, médecin, vous, spécialiste, recommandiez aux
« jeunes femmes et même aux jeunes filles de se farder ? Il
« semble pourtant que toute cette jeunesse abuse suffisam-
« ment déjà du blanc, du rouge, des crèmes et des fards !
« C'est grand dommage, en vérité, de vouloir encourager
« des pratiques qui ne conviennent qu'à certaines femmes !
« Du reste, j'avais toujours, jusqu'ici, entendu dire, — et
« mon vieux médecin, qui en sait long, partageait cet avis
« — que la poudre de riz dessèche l'épiderme, ferme les
« pores, empêche la peau de respirer et que, sous le fard, un
« visage se ride et vieillit avant l'âge.

« Ne sait-on pas qu'à trente ans les actrices, les femmes
« qui se maquillent, ont déjà l'air vieillot et l'épiderme fripé ?

« Tout au contraire, je connais beaucoup de dames de
« parfaite éducation à qui, ni mère, ni mari, n'auraient
« jamais permis le moindre grain de poudre et qui, de lon-
« gues années, ont gardé un visage frais et jeune.

« Vous les trouvez donc jolies vos poupées modernes à che-
« veux courts, imbibées de parfums, et enluminées de fards ?

« Ah! quelle décadence ! »

Madame, laissez-moi vous répondre que vous m'avez sans
doute mal compris et que, sur presque tous les points, nous
sommes, j'en ai la conviction, très près de nous entendre.

Je partage votre indignation sur l'excès de ces essences
capiteuses, de ces « mélanges » énervants dont abusent nos
contemporaines, mais, surtout, je vous affirme que, de tout
cœur, et sans réticence aucune, je me joins à vous pour pro-
tester contre cette mode ridicule et malséante, qui n'a pour
excuse que sa commodité, des cheveux coupés courts « à la
Ninon »

Jusqu'ici on considérait, avec raison, la chevelure comme
la plus belle parure de la femme ; la mode actuelle semble,
hélas ! en avoir décidé autrement. Espérons que cette stu-
pide et vilaine coutume qui, très heureusement, est bien loin
de s'être généralisée, rejoindra bientôt dans l'oubli les modes
actuelles, antihygiéniques, mais fort plaisantes, avouons-le,
du décolleté en tout temps et des petits souliers en plein
hiver.

Quelques personnes invoquent, il est vrai, des raisons
d'hygiène pour se disculper de porter des cheveux courts,
arguant avoir consenti à ce sacrifice pour arrêter la chute de
leurs cheveux qui, espèrent-elles, repousseront ensuite plus
solides et plus fournis.

Cette opinion repose sur le vieux préjugé — tenace comme tous les préjugés — qui veut que l'on assimile les cheveux à l'herbe des prés. Rien n'est plus faux, et tout au contraire, nous déclarons que la preuve a été faite des milliers de fois, qu'une chevelure de femme qui a été coupée, même une seule fois, ne repoussera presque jamais dans la suite, ni aussi épaisse, ni aussi longue, ni d'aussi belle qualité qu'avant l'inutile sacrifice des boucles brunes et blondes. La chevelure n'est pas une plante et la coupe des cheveux, l'épointage ou le brûlage, sont des procédés qui ne sont utiles... qu'aux coiffeurs.

Mais je reviens à mon principal sujet, c'est-à-dire à la question des fards. Elle mérite qu'on s'y arrête, ne serait-ce, Madame, que pour dissiper le malentendu qui semble exister entre nous. Ce n'est certainement pas la coquetterie que je prêche, mais je prétends seulement, qu'aussi bien pour la femme que pour l'homme, savoir garder la souplesse du corps et la fraîcheur du teint, c'est indéfiniment conserver la jeunesse, ce qui n'est pas négligeable en vérité.

Je parlais tout à l'heure de la mode du décolleté en tout temps, mode seyante, certes, mais — remarquons-le en passant — combien dangereuse pour les bronches délicates !

Eh bien ! cette mode va justement me servir à vous démontrer que la peau exposée à l'air, non protégée, sans fard, ni crème, ni poudre, va se modifier et de telle façon, que j'ai vu beaucoup de femmes se désoler d'un si fâcheux résultat.

Tout le monde peut constater, en effet, que sur cent femmes ainsi chroniquement décolletées, les trois quarts, pour le moins, présentent au niveau de l'épiderme qu'elles veulent bien nous montrer, les signes classiques et les conséquences du coup de soleil, ayant gravement brûlé l'épiderme à sa superficie. La peau est d'abord rouge et épaissie ; peu à peu cette rougeur s'atténue, mais alors l'épiderme se bistre, se pigmente, se couvre de taches rousses et brunes et, parfois même, plus tard, des veinules (minuscules varices) vont tracer un lacis inesthétique à sa surface. Ce qui était autrefois une peau pure et blanche a pris l'aspect maintenant d'une cicatrice, comme on en pourrait voir après une brûlure en surface. ·

Il existe en somme une vraie maladie du décolleté, qu'un maître, tel que le Dr Brocq, n'a pas dédaigné d'étudier et de décrire.

Or, je puis vous assurer que si ces mêmes femmes avaient eu le soin de ne jamais s'exposer à l'air sans avoir étalé sur leur épiderme une mince couche de crème, saupoudrée de poudre, leur peau ainsi protégée serait restée absolument intacte.

Voulez-vous un deuxième exemple ? Voici une femme de 60 ans, la peau de son visage est ravagée, la peau de son corps, au contraire, est encore belle, tout simplement parce qu'elle a toujours été protégée par les vêtements, tandis que le visage est resté exposé nu au grand air.

Enfin, laissez-moi vous affirmer que rien n'est plus faux que la légende qui prétend que le visage de nos actrices, si joli à la scène, vu de loin, soit enlaidi de près, abîmé par l'usage des fards.

Toute autre est la vérité et si nos actrices conservent un visage beaucoup plus jeune que la majorité des femmes de leur âge qui n'ont jamais mis un nuage de poudre sur la peau, elles le doivent tout bonnement à l'usage régulier des crèmes et même des fards.

Il est d'ailleurs une expérience concluante et facile à

tenter. Essayez de faire une longue course d'auto avec une joue fardée et l'autre non. Cette joue non protégée sera chaude, rouge, cuisante, dès le lendemain. Peu de jours après, elle pèlera, se hâlera et prendra une teinte plus foncée que celle qu'on aura couverte de crème qui, elle, sera restée indemne de toute irritation (1).

Plus le teint est clair, rosé, tel qu'on l'admire chez les rousses et les blondes, plus il est apte à se flétrir, à s'irriter, à se couvrir de taches de rousseur et mieux il doit être protégé.

S'il est possible, s'il est même certain, que quelques femmes brunes à peau ambrée, gardent longtemps un joli teint sans s'être jamais servies ni de crème, ni de poudre,

---

(1) Le très distingué médecin de l'hôpital Saint-Louis, le Dr J. Darier, dans son *Précis de Dermatologie,* recommande comme préservatif du coup de soleil, d'appliquer sur le visage, avant de s'exposer à la lumière et au grand air, la crème et la poudre suivantes :

Vaseline .... 10 gr.
Graisse de laine anhydre................. 5 gr.
Solution aqueuse de Bromhydrate neutre
   de quinine au 1/15e..................... 15 gr.
Poudrer ensuite avec le mélange suivant :
Talc .... 15 gr.
Sulfate basique de quinine............... 5 gr.

Si les voilettes, qui présentent tant d'inconvénients, sont heureusement passées de mode, il est cependant utile de recommander le port d'un voile bleu, particulièrement à la montagne et sur les glaciers, les corps gras étant alors insuffisants pour protéger le visage contre l'action des rayons chimiques, si nocifs pour le teint et qui sont en grande abondance dans l'atmosphère des régions d'altitude.

on peut affirmer que c'est là un cas exceptionnel, et que, presque toujours, c'est le contraire qu'on observe.

Comme le dit si justement, notre éminent ami, le Dr Sabouraud, qui, avec son talent habituel, a si bien exposé cette question dans ses excellents « Entretiens Dermatologiques », la mauvaise réputation des fards vient de leur nom. Se farder, c'est afficher des mœurs légères. Qu'on appelle donc les fards des crèmes si l'on veut, mais qu'on sache qu'un visage qui veut rester jeune, ne doit jamais être exposé tout nu aux intempéries et que mieux vaut une crème de qualité médiocre que pas de crème du tout.

En vérité, vous le voyez, Madame, il s'agissait de nous entendre. Si je considère que l'emploi des crèmes et des poudres est utile, indispensable même, pour la beauté du teint et sa conservation, jamais je n'ai conseillé et ne conseillerai à aucune femme de se farder, c'est-à-dire de se rougir outrageusement les lèvres, de s'encrasser les cils d'une épaisse et grasse fumée noire, de se voileter les paupières et d'étendre sur le visage une couche épaisse de blanc gras, corsé de carmin aux pommettes et jusqu'aux oreilles.

Ces enluminures « futuristes » sont et resteront toujours du goût le plus détestable, et tout le premier, je regrette de voir tant de jeunes femmes et même de jeunes filles appartenant aux milieux les meilleurs, ne pas craindre de diaprer leur visage de ces coloris outranciers et parfois même ridicules, lorsqu'ils empruntent leurs tons invraisemblables à la gamme des violets asphyxiques et des ocres maladifs !

On peut essayer de cultiver le goût, mais vouloir en donner à certaines personnes qui en ont toujours manqué, qui ignorent par surcroît le tact et la mesure et qui ont une tendance naturelle à l'affection et à l'extravagance, voilà bien une inutile entreprise que, pour ma part, je n'ai pas voulu tenter !

Imprimerie R. TANCRÈDE
16, rue de Verneuil, Paris-7^e

www.ingramcontent.com/pod-product-compliance
Lightning Source LLC
LaVergne TN
LVHW010449060726
842527LV00005B/1771